AF463444

MÉMOIRE

SUR

L'EMPLOI DE LA GÉLATINE

COMME

SUBSTANCE ALIMENTAIRE.

PAR LE D[r] AL. DONNÉ,

CHEF DE CLINIQUE DE LA FACULTÉ DE MÉDECINE,

MEMBRE DE LA SOCIÉTÉ PHILOMATHIQUE.

PARIS.

IMPRIMERIE ET FONDERIE DE RIGNOUX ET Ce,

RUE DES FRANCS-BOURGEOIS-SAINT-MICHEL, 8.

1835.

AVERTISSEMENT.

Ce Mémoire sera probablement le dernier que je publierai sur la Gélatine ; je ne compte plus revenir désormais sur cette question, dans laquelle je me suis trouvé engagé par hasard et presque malgré moi. J'espère qu'après la lecture de ce travail, on me rendra la justice d'avouer que je suis entré en discussion avec une parfaite bonne foi, sans autre but que le désir d'éclairer une question importante pour les médecins et surtout pour les malades des hôpitaux ; je puis donc maintenant attendre sans impatience le jugement de la commission académique, et à défaut de ce jugement, celui de l'opinion publique.

Dans une lettre adressée à l'Institut, le 6 septembre 1834, M. Darcet s'est plaint de n'avoir eu jusqu'ici à *réfuter que des mémoires manuscrits ;* ce reproche m'étonne de la part d'un membre de l'Institut, qui sait très bien que les mémoires doivent être adressés manuscrits aux commissions, sous peine de n'obtenir qu'un rapport verbal dont les conclusions ne sont pas sanctionnées par le vote de l'Académie. C'est néanmoins pour répondre à cette objection que je me suis décidé à faire les frais d'impression de ce travail. M. Gannal a également rendu public un mémoire dans lequel il a considéré la question sous un autre point de vue. M. Darcet pourra donc dorénavant répondre, s'il le juge convenable, à ces travaux imprimés.

En un mot, je suis maintenant en règle avec le public, qui connaîtra par ce Mémoire ce que j'ai fait, et la manière dont je me suis conduit dans ce débat scientifique, le point où j'ai pris la question et celui où elle est parvenue aujourd'hui ; quant à la commission académique, elle a toujours entre les mains le premier Mémoire que j'ai lu à l'Institut sur cette matière, et rien ne s'oppose à ce qu'elle fasse son rapport lorsqu'elle se croira suffisamment éclairée.

Al. D.

Paris, le 29 juin 1835.

MÉMOIRE

SUR

L'EMPLOI DE LA GÉLATINE

COMME SUBSTANCE ALIMENTAIRE (1).

Après quatre années d'attente, la Commission chargée par l'académie des Sciences d'examiner la question que j'ai le premier soulevée dans son sein, n'a pas encore présenté son travail: il ne faut pas accuser de cette lenteur le zèle et la bonne volonté des membres de cette Commission; l'importance et la difficulté du sujet, les nombreux incidents qui se sont élevés depuis quatre ans à propos de cette question, tant au sein de l'Académie qu'au milieu même de sa Commission, sont de suffisantes raisons du retard apporté au rapport si impatiemment attendu; mais si l'on eût pu souhaiter de voir terminer plus tôt cet important débat, il faut toutefois reconnaître que, dans l'intérêt même de la question, le temps n'a pas été tout-à-fait perdu pendant cette longue attente; divers travaux ont été entrepris, communiqués à l'Académie et publiés; des discussions se sont élevées, l'attention a été portée sur plusieurs points nouveaux, l'opinion publique s'est éclairée, et l'on peut maintenant espérer d'être bien compris en venant parler des propriétés alimentaires de la Gélatine. On n'a plus à craindre de voir confondre encore les propriétés alimentaires d'une substance, considérées sous le rapport physiologique, avec ses propriétés nutritives absolues, considérées chimiquement. On sait bien qu'il est différent d'introduire une substance dans le régime alimentaire des hommes et des malades, ou de la classer parmi les substances nutritives dans un traité de chimie. Puisque la Commission de la Gélatine, pressée par le sentiment de son devoir, par le désir de l'Académie et par l'intérêt public, paraît enfin disposée à faire son rapport d'ici à peu de temps, je crois utile de lui remettre sous les yeux le Mémoire que j'avais présenté à l'Académie, dans la séance du 6 juin 1831, et que diverses circonstances m'avaient engagé à retirer; je joindrai dans celui-ci des développements et des renseignements nouveaux qui pourront contribuer à éclairer l'opinion de MM. les membres de la Commission.

Laissant de côté les nombreux détails historiques de cette question tant controversée, et sur laquelle des volumes ont été déjà publiés, je ne toucherai que quelques points de cette his-

(1) Lu à l'académie des Sciences, avril 1835.

toire qui me paraissent nécessaires à l'intelligence des faits principaux.

Ce travail aura principalement pour but de prouver : 1° que la Gélatine a été proposée et adoptée pour la nourriture des pauvres et des malades des hôpitaux, sans que les propriétés alimentaires de cette substance aient été démontrées autrement que par analogie ; 2° qu'avant les expériences directes que j'ai le premier entreprises à ce sujet, personne n'avait recherché la véritable action de cette substance sur l'homme et sur les animaux dans des conditions appréciables ; 3° que depuis son adoption dans le régime des hôpitaux, et surtout depuis les doutes que j'ai soulevés, des faits nombreux et des témoignages importants déposent contre les deux qualités principales attribuées à la Gélatine : 1° sa bonté comme substance alimentaire, et 2° l'économie apportée par son usage dans la dépense de nos grands établissements de charité. Ces trois points seront traités dans trois parties différentes, et la dernière contiendra des documents nouveaux et officiels.

Avant de commencer, j'ai besoin de protester contre toute espèce de mauvaise interprétation donnée à mes intentions ; cette précaution serait bien inutile au sein de l'Académie des Sciences à propos d'une discussion scientifique, si, plus d'une fois, il ne s'était mêlé un sentiment d'aigreur dans quelques circonstances de ce débat, si on ne m'avait pas accusé moi-même d'avoir cherché à faire de l'éclat en m'attaquant à un homme occupant un rang éminent dans la science. Mais j'espère que le silence que j'ai gardé à ce sujet m'a suffisamment justifié de cette insinuation ; l'Académie pourra même remarquer que je n'ai pas réclamé lorsque, par une affectation marquée, des personnes qui ne sont venues qu'après moi prendre part à cette discussion, ont paru avoir oublié mes expériences et n'en ont fait aucune mention. Mon silence n'a pas, il est vrai, tout le mérite qu'on pourrait lui attribuer au premier abord ; je n'avais eu d'autre but en faisant connaître mes expériences sur les propriétés nutritives de la Gélatine que d'éclairer l'opinion à cet égard, et de provoquer un nouvel examen de cette question de la part des savants ; mais mon travail a eu plus de portée que je ne l'espérais. Il semble qu'on n'attendait qu'une occasion pour se prononcer contre la Gélatine, et mes expériences ont été comme le signal d'attaques très vives dirigées contre l'emploi de cette substance dans le régime alimentaire des hôpitaux ; j'ai donc obtenu beaucoup plus que je ne prétendais obtenir : je ne voulais élever que des doutes, que j'ai exprimés avec réserve, et j'ai, pour ainsi dire, malgré moi, remporté une victoire presque complète dans une question défendue par un savant d'une grande autorité. Peu m'importait donc que l'on parut oublier mes expériences tout en s'emparant de mes idées : de quelque manière que la vérité se découvre, on ne pourra me contester la priorité de l'attaque contre une erreur accréditée depuis longues années, et que personne n'avait encore entrepris de réfuter. Si la Gélatine triomphe, si on lui reconnaît les qualités d'un bon aliment, tout l'honneur de cette découverte doit revenir à M. Darcet; mais si elle succombe, si l'avenir confirme la vérité de mes observations, j'aurai, je crois, rendu quelque service à la science et aux malades de nos hôpitaux, en entreprenant le premier des essais directs sur moi-même et sur des animaux.

M. Darcet sait mieux que personne, et je ne doute pas qu'il ne me rende toute justice à cet égard, avec quelle bonne foi je me suis mis à la recherche de la vérité. J'ai d'abord été, comme tout le monde, zélé partisan de ses idées philanthropiques, et je me suis inscrit publiquement au nombre des défenseurs de la Gélatine, en publiant des articles sur la nécessité de favoriser l'emploi de cette substance pour améliorer la nourriture des pauvres. Lorsque j'ai commencé à douter des qualités alimentaires de la Gélatine, je me suis adressé à M. Darcet lui-même, pour lui communiquer le projet et le plan d'expériences auxquelles j'avais résolu de me livrer, et je possède encore la lettre dans laquelle M. Darcet me trace la manière d'employer la Gélatine; ce savant mit d'ailleurs à ma disposition toute la Gélatine dont j'eus besoin pour mes expériences, et je n'en ai jamais employé d'autre que celle qu'il eut la bonté de me fournir. Enfin, lorsque mes expériences furent terminées, je lui en donnai communication; on m'excusera de rapporter ici la lettre que m'écrivit à cette occasion M. Darcet; je puis dire sans crainte que cette lettre nous fait honneur à tous les deux, et c'est pour cela que je tiens à la faire connaître.

«Monsieur,

«Je vous remercie en mon nom de la communication que vous «voulez bien me faire, et au nom de tous du dévouement qui «vous fait étudier sur vous-même, avec tant de soins, la grande «question de l'emploi alimentaire de la Gélatine. Trop occupé en «ce moment à la rédaction de mon rapport sur les encres, je re- «mets à la fin de la semaine à vous faire part des observations «que j'aurai à vous présenter; je vous envoie, en attendant, une «brochure que je vous invite à lire avec soin pour que nous en «puissions causer utilement ensemble par la suite.

«Si la question s'embrouillait tout-à-fait, ne serait-il pas con- «venable, pour en finir à tout jamais et d'une manière officielle, «de demander au ministre de l'intérieur les moyens de faire des «essais en grand et bien concluants? Ne vaudrait-il pas mieux en «appeler soit à l'Académie de Médecine, soit à l'Académie des «Sciences, pour faire couler à fond cette affaire? Une commis- «sion fortement composée ferait autorité et terminerait le débat. «Voyez ce que vous pensez de ces projets; quant à moi, j'ai tra- «vaillé sur le dire des médecins; je ne veux que le vrai. Si l'on «me prouve qu'il est inutile de s'occuper de la question dont il «s'agit, n'ayant plus l'espoir d'être utile aux pauvres, je passerai «tout de suite à autre chose. Je n'ai voulu céder ni aux préven- «tions, ni à la routine ignorante prononçant sans examen, mais «devant la science s'appuyant sur des faits bien constatés, je se-«rai le premier, je vous assure, à arrêter l'impulsion que j'ai eu «tant de peine à donner.

«Agréez, etc. «*Signé* DARCET.

«Ce 18 mai 1831.»

Je ne pouvais rien faire de mieux que de me conformer au vœu même exprimé par M. Darcet dans cette lettre : je ne me suis pas adressé au ministre de l'intérieur, mais j'ai remis cette cause entre les mains de l'académie des Sciences, en lui lisant mon Mémoire, dans la séance du 6 juin 1831. Je ne puis m'empêcher de faire remarquer que l'on ne trouvait pas alors que *mon travail ne méritât pas d'occuper l'Académie*, ni qu'il fût besoin *d'un nom plus scientifique que le mien pour entrer dans cette discussion.*

On sait tout ce qui s'est passé depuis cette époque, et il est inutile de le rappeler ici ; j'aborde donc immédiatement l'objet de ce nouveau Mémoire.

PREMIÈRE PARTIE.

Le premier point à prouver est, comme je l'ai dit, que l'emploi de la Gélatine a été proposé et adopté pour la nourriture des pauvres et des malades des hôpitaux, sans que les propriétés alimentaires de cette substance aient jamais été démontrées autrement que par analogie : en d'autres termes, en supposant que la Gélatine soit une substance véritablement nutritive au degré que l'on a supposé, cela ne résulte pas, au moins d'une manière directe, des nombreux travaux publiés par M. Darcet sur cette matière, d'où il suit que son usage a été admis dans plusieurs de nos grands établissements de charité, sans que l'on ait préalablement constaté d'une manière positive le mode d'action de cette substance sur l'économie.

Qu'on lise, en effet, les vingt ou vingt-cinq brochures publiées par M. Darcet sur cette matière, et l'on n'y trouvera aucune expérience tendant à rechercher quelles sont les propriétés alimentaires et physiologiques de la Gélatine. Tous les raisonnements de l'auteur partent de ce principe, que le bouillon ordinaire ne devant ses qualités nutritives qu'à la Gélatine de la viande dissoute par l'eau bouillante, il est possible de faire du bouillon factice autant et plus nourrissant que le bouillon ordinaire, en dissolvant dans l'eau une certaine proportion de Gélatine sèche; il suffit, dit-on d'aromatiser cette dissolution, soit au moyen d'un peu de viande, soit avec des légumes, pour donner à ce bouillon artificiel toutes les qualités du bouillon naturel. Feuilletez tous les mémoires et toutes les notes de M. Darcet, et vous ne trouverez rien de plus en faveur de la Gélatine que cette preuve tirée de l'analogie (1). Si pourtant, il existe une autre

(1) Quant à la manière dont M. Darcet établit le prix de la Gélatine, en le

preuve, une preuve directe, et qu'il m'importe trop de rapporter pour que je la passe sous silence. Dans une brochure publiée en commun par M. Darcet et M. de Puymaurin, directeur de la Monnaie des médailles, en 1829, on trouve en note : « *Quelques personnes demanderont, sans doute, si l'on a essayé de nourrir des chiens à la Gélatine et à l'eau distillée; MM. Darcet et Robert ont fait cette expérience : un chien est resté cinquante-quatre jours environ enfermé dans une chambre et a été nourri de cette manière; il en est sorti bien portant. On lui avait d'abord donné douze onces de Gélatine, on le réduisit à trois onces, quantité qui fut suffisante pour le nourrir. (Extrait du Mémoire de M. Michelot, sur l'emploi de la Gélatine, publié dans la Revue encyclopédique, année* 1822.)

« *Je dois ajouter, continue M. de Puymaurin, que dès le sixième jour, le chien dont il est question cessa de rendre des excréments d'aucune nature, et il n'en conserva pas moins sa gaîté et son appétit ordinaires. La négligence de la personne qui le soignait permit à ce chien de s'échapper, et fit perdre les observations physiologiques qui devaient être le résultat de l'examen de ses intestins. Il est probable que cet animal aura succombé à une indigestion, suite de l'inactivité prolongée où s'était trouvée une partie de ses organes.* »

M. Darcet m'a plusieurs fois parlé lui-même de cette expérience dans les mêmes termes. On voit d'après cela quel chemin la question a fait depuis cette époque, car il ne se trouverait plus aujourd'hui personne pour soutenir que l'on puisse nourrir des chiens avec de la Gélatine et de l'eau distillée : j'ai complètement échoué, comme on sait, dans cette expérience entreprise dans des conditions beaucoup moins défavorables, et personne, depuis moi, n'a pu faire vivre des chiens en associant même une certaine proportion d'autres substances à la Gélatine. Quand mon travail n'aurait éclairé que ce point de la question, il ne serait pas tout-à-fait sans valeur, ni indigne de l'attention de l'Académie. On conviendra en outre que cette expérience n'avait pas une telle valeur, que les miennes ne pussent pas lui être opposées, et qu'il fût permis de n'en tenir aucun compte. Reste enfin, en fait d'observations expérimentales, celles qui ont été entreprises par la Commission de médecine nommée en 1814, pour examiner le travail de M. Darcet ayant pour objet *l'extraction de la Gélatine des os et son application aux différents usages économiques.* Cette Commission était composée de MM. Leroux, Dubois, Pelletan, Duméril et Vauquelin, et son rapport a servi constamment de fondement et de point de départ à toutes les applications ultérieures que M. Darcet fit de sa découverte. Je ne discuterai pas

---

comparant au prix du bouillon de viande, il me semble que ce n'est pas une bonne méthode d'appréciation. Ce n'est pas comme substance nutritive que le bouillon de viande a une grande valeur, c'est comme aliment agréable au goût et à l'estomac. Ce bouillon, en effet, est peu nourrissant. Comparer la Gélatine au bouillon, c'est faire à peu près comme si l'on comparait la chicorée au café, une infusion de tilleul à une infusion de thé.

longuement ce document d'une date déjà ancienne, et d'une époque où l'on n'avait encore élevé aucun doute sur les propriétés nutritives de la Gélatine. On sait d'abord qu'il ne s'agissait pas alors de la dissolution gélatineuse obtenue par la vapeur, telle qu'on en fait usage aujourd'hui, depuis le nouveau procédé proposé par M. Darcet quelques années plus tard; c'est de la Gélatine obtenue par l'air hydrochlorique, qu'il est question dans ce rapport, et dont il a été fait essai dans la nourriture des malades et des gens de service de l'hospice de clinique interne de la faculté. Je ne prétends pas établir de différence entre ces deux produits, ni supposer que la Gélatine séparée des os par un acide soit plus propre à l'alimentation que la dissolution gélatineuse des nouveaux appareils, mais il est évident que la première a au moins l'avantage d'offrir des résultats plus certains quant à sa qualité et quant aux proportions que l'on emploie. On sait, en effet, que les nouveaux appareils à la vapeur ont, entre autres inconvénients, celui de ne pas donner toujours des produits identiques, quand ils ne sont pas dirigés par des hommes très habiles; si la pression est trop forte, il se forme de l'ammoniaque et du savon; si on laisse échapper de la vapeur par les robinets en même temps que la dissolution, celle-ci est trouble et chargée de matières calcaires, et si enfin on chauffe à une trop basse pression, on risque de n'obtenir que de l'eau chaude peu chargée de Gélatine. Nul doute que l'un ou l'autre de ces accidents ne soit quelquefois arrivé (1). Au reste, en acceptant le rapport de 1814 tel qu'il est, et en lui accordant la valeur qu'on a voulu lui donner, toujours est-il qu'il ne contient pas d'expériences directes sur les propriétés alimentaires proprement dites de la Gélatine, et l'on n'ignore pas à quelles chances d'erreurs sont exposées les tentatives que l'on fait pour s'assurer des propriétés nutritives d'une substance, dans un hôpital dont l'accès est si négligemment interdit aux aliments apportés du dehors. J'aurai d'ailleurs à opposer à ce document un autre rapport fait plus récemment par des autorités non moins imposantes qui ont de nouveau examiné la question avec le plus grand soin à l'Hôtel-Dieu.

DEUXIÈME PARTIE.

La question de la Gélatine en était à ce point, lorsque après avoir été très convaincu de l'excellence des propriétés alimen-

---

(1) A la page 26 de son Mémoire sur *les Propriétés nutritives que renferment les os*, M. Darcet dit à ce sujet : « La présence de la graisse donne lieu à un phénomène remarquable, qui complique le procédé. En effet, cette graisse s'acidifie sous l'influence de la vapeur, de la température, de la pression de l'eau liquide et de la chaux carbonatée, à l'action desquelles elle est exposée dans les cylindres; le carbonate de chaux qui se trouve dans les os est décomposé; l'acide carbonique se dégage, et il y a formation de savon de chaux qui, étant insoluble, vient mettre obstacle à l'action de la vapeur et à la dissolution de la Gélatine. »

taires de cette substance, des doutes s'étant élevés dans mon esprit à la suite des plaintes répétées de plusieurs médecins des hôpitaux, je voulus savoir précisément à quoi m'en tenir sur ce sujet, afin de soutenir plus fortement que jamais, l'emploi de la Gélatine si ses qualités alimentaires m'étaient démontrées, ou bien pour cesser de la prôner dans le cas contraire. Je résolus de faire les expériences par lesquelles on eut dû, selon moi, commencer, et que personne n'avait encore tentées. Je me soumis moi-même à l'épreuve, ainsi que deux chiens que je renfermai soigneusement sous clef.

Je ne pouvais pas, ainsi que je le disais dans mon premier Mémoire, me mettre exclusivement au régime de la Gélatine; faite de cette manière, l'expérience n'eût pas été concluante, puisque aucune substance n'est favorable à la nutrition lorsqu'on la prend seule, ainsi que l'a très bien démontré M. Magendie. Je remplaçai donc seulement toute la nourriture que j'avais l'habitude de prendre, chaque jour, depuis le matin jusqu'à six heures du soir, par de la gélatine et une quantité de pain insuffisante pour me soutenir pendant ce temps. Mes occupations et mes habitudes de vie étant alors très régulières, il me fut facile de comparer ce régime avec celui que je suivais ordinairement, sous le rapport des sensations et des effets que j'en éprouvais. Je commençai d'ailleurs par me peser ainsi que les deux chiens sur lesquels j'expérimentai; je donnai ensuite à l'un de ces chiens de la Gélatine à discrétion, avec une quantité de pain insuffisante pour le nourrir, mais assez forte pour satisfaire à la loi du mélange des aliments et pour prévenir toute maladie des intestins qu'aurait pu produire l'absorption complète de la Gélatine et l'absence de feces.

L'autre chien n'eut que de la Gélatine et de l'eau. Je prie de remarquer qu'à l'époque où je fis ces expériences, on soutenait encore l'action nutritive de la Gélatine pure, et l'on s'appuyait sur l'expérience du chien nourri pendant cinquante-quatre jours avec de la Gélatine et de l'eau distillée, dont j'ai parlé. Voici le résumé des résultats auxquels je suis parvenu.

La Gélatine que j'ai employée était à l'état de gelée très concentrée, sucrée et aromatisée pour moi soit avec du citron, soit avec quelque liqueur alcoolique. Je l'ai donnée à mes chiens mélangée avec un peu de graisse et salée. Après avoir pris pendant les six premiers jours, à trois heures différentes de la journée, depuis 20 jusqu'à 50 grammes de Gélatine sèche accompagnée de 85 à 100 grammes de pain, je me trouvai diminué en poids de 2 livres. Pendant tout ce temps, j'avais été tourmenté par le sentiment de la faim, et j'éprouvais même une véritable défaillance qui ne se calmait qu'après avoir dîné à mon ordinaire; j'avais pris cependant par jour, avant le dîner, une quantité de gélatine qui équivaut, suivant M. Darcet, à cinq demi-litres de bon bouillon, sans compter le pain. Du reste, je n'ai éprouvé de ce régime aucune autre espèce d'incommodité que le défaut d'alimentation et le sentiment de défaillance.

Pendant les six jours suivants, je pris, le premier jour, une tasse de chocolat avec deux petits pains à café, et les cinq autres jours, trois quarts de litre à un litre au plus de bouillon fait avec 4 livres de bœuf pour 3 litres d'eau; j'ajoutai à ce bouillon de 150 à 200 grammes de pain, et deux fois 50 grammes environ de bœuf bouilli : pendant trois autres jours, je déjeunai avec une tasse de chocolat et deux petits pains à café; alors j'avais repris une livre deux onces en poids, et je n'avais plus éprouvé de sentiment de défaillance pendant le cours de la journée. Un litre au plus de bouillon ordinaire, accompagné de 150 à 200 grammes de pain, ou bien une tasse de chocolat avec deux petits pains à café m'ont donc mieux nourri que deux litres et demi de bouillon à la Gélatine, accompagnés de 80 à 100 grammes de pain. Un chien de moyenne taille, un peu maigre, mais bien portant, fut soumis le premier à l'expérience. Pendant les quatre premiers jours, il mangea chaque jour de 120 à 240 grammes de gélatine sèche, avec 100 grammes de pain; pendant les deux jours suivants, ce chien refusa constamment de manger de la Gélatine; il cherche dans la pâtée qu'on lui donne les petits morceaux de pain qu'il y trouve mélangés, il lèche la graisse, mais il ne touche pas à la Gélatine : il mange de préférence une pomme de terre que je lui présente. Son poids est alors diminué de quatre onces. De quelque façon que je m'y prisse par la suite, je ne pus parvenir à faire manger de la Gélatine à ce chien, soit en mélangeant cette substance à un peu de bouillon, soit avec un peu de viande, soit avec de la graisse; je lui donnai alors des cartilages secs sur lesquels il se jeta avec avidité et qu'il dévora; mais ce fut la seule fois qu'il consentit à prendre la gélatine sous cette forme, et dès lors il n'y toucha plus, et se laissait mourir de faim à côté du plat qui la contenait; il devint extrêmement maigre, et ce fut dans cet état qu'il parvint à s'emparer de deux livres de bœuf bouilli qu'on avait mis hors de sa portée. Je changeai sa nourriture; je lui rendis du pain et de la viande, et dès le quatrième jour il avait repris une livre en poids. Un second chien, de petite taille, fut également mis en expérience : mais celui-ci resta pendant quatre jours couché auprès de la Gélatine préparée de toutes les manières, sans y toucher.

Je ne prétends pas, encore une fois, tirer des conclusions rigoureuses de ce petit nombre d'essais; je n'ai voulu soulever que des doutes et provoquer un nouvel examen. Quant à l'exactitude avec laquelle ces expériences ont été faites, on voit qu'il n'a pas tenu à moi de procéder d'une manière plus régulière : j'espérais qu'en variant les assaisonnements et les formes de la Gélatine je parviendrais à en faire manger à ces chiens autant que cela serait nécessaire, et mes soins ont été inutiles. Mais ce refus lui-même de la part de ces animaux, pour une substance qui n'a rien de désagréable, ne doit-il pas être pris en considération? N'est-ce point par instinct que ce chien, pressé par la faim, se jette avec avidité sur la Gélatine quand elle lui est offerte sous une forme nouvelle, et qu'il la refuse ensuite obstinément, comme s'il sentait qu'elle n'est pas propre à le nourrir. Et cet autre qui se laisse à peu près mourir à côté de la Gélatine accommodée de plusieurs façons, sans que l'on puisse le décider à en manger ! Je renvoie à mon premier Mémoire pour de plus amples détails sur ce point de la question.

TROISIÈME PARTIE.

Dans cette dernière partie de mon Mémoire, je vais chercher à prouver par des faits et des témoignages imposants que l'emploi de la Gélatine dans les hôpitaux n'est avantageux ni sous le rapport des propriétés alimentaires de cette substance, ni sous celui de l'économie que l'on y trouve.

Voyons d'abord quelle était autrefois l'opinion de M. Darcet sur les qualités du bouillon de Gélatine; dans les notes que ce savant a jointes au rapport fait en 1814, il s'exprime ainsi : « *Le bouillon fait de cette manière se prend facilement en gelée en refroidissant, ce qui n'arrive que rarement au bouillon de viande; il a aussi l'avantage de se conserver plus long-temps que ce dernier dans les temps chauds et orageux.* »

L'opinion de M. Darcet sur la manière dont le bouillon de Gélatine se conserve dans les temps chauds et orageux s'est modifiée depuis cette époque; car, dans une Note ayant pour titre : *Instructions sur les précautions à prendre pour bien conduire l'appareil servant à extraire la Gélatine*, publiée en 1829, il dit positivement page 10 : « *La dissolution gélatineuse n'étant pas plus concentrée que ne l'est le bouillon à la viande, étant alcaline et n'étant pas salée, prend souvent une mauvaise odeur, surtout en été, si on l'abandonne à elle-même; mais il est facile d'éviter cet inconvénient.* Le moyen d'éviter cet inconvénient est, suivant M. Darcet, *d'aciduler cette dissolution soit avec l'acide lactique ou avec l'acide tartrique cristallisé, soit au moyen du phosphate acide de chaux ou bien avec du vinaigre de bois concentré; mais*, ajoute-t-il plus loin, *il faut éviter autant qu'on le peut, de conserver la dissolution gélatineuse. Elle doit être employée sur place et pour ainsi dire au fur et à mesure de sa production; moins on pourra s'éloigner de ces données mieux ce sera.* »

On est étonné qu'après cet aveu et ces sages conseils, M. Darcet ait fait réimprimer le rapport de 1814 en 1829 avec la même note que j'ai citée en premier, qui attribue au bouillon de Gélatine la faculté de se mieux conserver que le bouillon de viande.

C'est, du reste, aujourd'hui un fait reconnu par toutes les personnes qui ont employé la dissolution gélatineuse, par les administrateurs comme par les médecins des hôpitaux, que cette facilité à se putréfier de la part de cette substance, surtout pendant les temps chauds : je citerai, dans un moment, des pièces à l'appui de cette observation.

Si je voulais maintenant rapporter toutes les plaintes qui ont été exprimées contre la gélatine par les médecins des hôpitaux, analyser tous les inconvénients que l'on trouve à cette substance et sous le rapport de ses mauvaises qualités, de la mauvaise apparence et de la saveur du bouillon, du dégoût qu'il inspire aux malades, des altérations qu'il fait subir à la viande, et sous le rapport du peu de propriétés nutritives qu'on lui attribue, il faudrait m'enfoncer dans une foule de détails minutieux dont je ne sortirais pas, et qui ne pourraient être que fastidieux pour les lecteurs. Il existe une pièce officielle, émanant d'une réunion de médecins aussi connus par les lumières et l'indépendance de leur esprit, par leurs talents et leur probité scientifique, que par la position éminente qu'ils occupent; cette pièce résume si bien toutes les opinions des médecins contre l'usage de la Gélatine introduite dans le régime alimentaire des hôpitaux, qu'il me suffira de la rapporter ici pour me dispenser d'entrer dans une plus longue discussion et dans de plus longs développements. On sera, en outre, bien aise de connaître le rapport des médecins de l'Hôtel-Dieu, qui n'a, je crois, encore été publié nulle part. Le Conseil général des hospices ayant consulté les médecins de l'Hôtel-Dieu sur les effets de la Gélatine considérée comme substance alimentaire et comme auxiliaire de la médecine dans le traitement des malades, MM. Guéneau de Mussy, Husson, Honoré, Sanson aîné, Gendrin, Petit, Caillard, Breschet, Récamier, Magendie et Dupuytren répondirent par un rapport en date du 8 octobre 1831 : «1° Le bouillon préparé avec la dissolution gélatineuse et de «la viande a une couleur louche; il ne peut être clarifié; il a une «odeur et une saveur nauséabondes; il n'a ni les qualités odo-«rantes, ni la limpidité indispensables pour que le bouillon soit «de bonne qualité, il n'exerce pas sur les organes digestifs l'ac-«tion excitante nécessaire pour que la digestion soit facile et les «produits nutritifs; 2° la viande cuite dans la dissolution gé-«latineuse pour faire le bouillon a une couleur rouge, qui inspire «de la répugnance à ceux qui en font usage; 3° le procédé «de l'extraction, fût-il plus parfait, ne changerait pas encore la «nature de la Gélatine, qui n'est pas un bon aliment, si même elle «est nutritive.» Ce rapport est terminé par l'expression du désir de voir faire le bouillon des malades par l'ancien procédé.

MM. les médecins de l'Hôtel-Dieu ayant été informés que le Conseil, avant de prendre une détermination sur leur rapport, avait résolu de consulter les médecins de l'hôpital Saint-Louis, adressèrent la lettre suivante à M. Desportes, membre de la Commission administrative.

«Paris, le 9 décembre 1831.

«Nous avons appris que le Conseil général des hôpitaux, après «avoir entendu un rapport sur le Mémoire que nous avons ré-«digé, à sa demande, sur l'emploi de la Gélatine dans le régime «alimentaire des malades, avait décidé avant de statuer définiti-«vement, qu'il consulterait les médecins de l'hôpital Saint-Louis. «En attendant, Monsieur, les malades de l'Hôtel-Dieu continuent «à faire usage d'un aliment *sur la mauvaise qualité duquel nous* «*sommes tous d'accord:* nous vous prions d'en faire suspendre «provisoirement l'emploi dans le régime alimentaire des malades «de l'Hôtel-Dieu.»

«*Signés* : Guéneau de Mussy, Husson, Honoré, Sanson aîné, «Gendrin, Petit, Caillard, Breschet, Récamier, Magendie.»

Le Conseil général prit immédiatement la résolution suivante, le 14 du même mois : «Vu la lettre en date du 9 courant, signée «par huit médecins et deux chirurgiens de l'Hôtel-Dieu, lesquels «demandent que la dissolution gélatineuse cesse, au moins provi- «soirement, d'être employée dans le régime alimentaire des ma- «lades; attendu que ces Messieurs sont tous d'accord sur la mau- «vaise qualité de cet aliment; après avoir pris l'avis de celui de «ses membres qui exerce la surveillance supérieure dans cet hô- «pital, et celui du membre de la Commission administrative, dé- «cide ce qui suit : le membre de la Commission administrative est «autorisé à faire suspendre provisoirement l'extraction de la Gé- «latine des os dans l'Hôtel-Dieu, et conséquemment son applica- «tion au régime des malades.» Depuis cette sage décision, on n'a plus fait usage de la Gélatine dans cet établissement.

On sait que cette substance a, de même, bientôt cessé de faire partie du régime alimentaire de l'hôpital de la Charité et de l'hôpital du Val-de-Grâce, où M. Sérullas avait pourtant mis tous ses soins à l'établissement et à la direction de l'appareil. Dès avant la mort de ce savant chimiste, on avait renoncé aux bouillons de Gélatine dans cet établissement.

Mais comment se fait-il que les médecins de l'hôpital Saint-Louis fassent seuls exception à cette proscription générale de la Gélatine, et que, dans cet établissement, l'appareil ait continué à fonctionner jusqu'à présent à la satisfaction, comme on l'a si souvent répété, des médecins, des malades et des gens de service? On ne s'est pas encore expliqué clairement sur ce point, qui mérite pourtant bien d'être éclairci. Il y a moins de mystère qu'on ne le supposerait d'abord dans cette exception de l'hôpital Saint-Louis, dont on a tiré tant d'arguments en faveur de la Gélatine.

Je n'ai pas été questionner les médecins et les malades pour savoir si tous approuvent en effet le régime alimentaire de leur établissement; je n'entrerai dans aucun détail sur la destination particulière de cet hôpital, dans lequel les malades affectés de maladies éruptives sont généralement exempts d'affections des voies digestives; je n'ai pas même été visiter l'appareil pour savoir s'il fonctionne mieux qu'un autre, et pour goûter ses produits; j'aurais craint de me laisser entraîner par mes opinions sur le sujet en question.

Je me contenterai de citer un fait positif; c'est qu'à l'hôpital Saint-Louis, la Gélatine entre comme supplément dans le régime alimentaire, et nullement en déduction d'autres substances; cela est si vrai, qu'il s'en est suivi une augmentation dans les dépenses de cet établissement qui monte à 5 cent. 30 m. par journée de malade. Or on conçoit facilement que la dissolution gélatineuse préparée avec soin puisse entrer dans la confection des préparations alimentaires, sans qu'il en résulte un détriment pour les personnes qui en font usage, lorsqu'on ne leur retranche d'ailleurs aucune partie des autres substances alimentaires. Mais, dans ce cas, où est l'avantage de l'emploi de la gélatine? Je n'en conçois absolument aucun. C'est pourtant de cette façon que la Gélatine a été employée à l'hôpital Saint-Louis depuis le mois d'octobre 1829 jusqu'à ce moment, et que l'on en continue l'usage malgré le surcroît de dépense qu'elle occasionne, le Conseil général ayant donné son approbation à ce résultat.

On voit donc ce que l'on doit penser, pour la solution de la question qui nous occupe, de ces tableaux des milliers de rations distribuées chaque année et que l'on invoque à l'appui des avantages promis par la Gélatine. Que deviennent enfin tous les calculs d'économie mis en avant et desquels il résulterait, qu'en faisant usage de la Gélatine des os, on ferait cinq bœufs avec quatre? Si l'on ne trouvait pas encore suffisamment établis les deux points sur lesquels j'ai particulièrement en vue d'insister, les mauvaises qualités de la dissolution gélatineuse et le défaut d'économie que présente son usage, on pourrait consulter des rapports dont on n'a cité que quelques extraits dans diverses brochures publiées à ce sujet. On verrait dans l'un de ces rapports, fait par le membre de la Commission administrative, le 24 octobre 1830 : «que le bouillon de l'Hôtel-Dieu conti«nuait à être plus corsé, plus substantiel qu'il ne l'était par «le procédé ordinaire; mais que dans les mois où la chaleur «s'était fait sentir, le bouillon était épais et trouble, et, qu'en «rendant la viande rouge, il la couvrait d'une écume noire «dont il était difficile de la dégager, ce qui avait mis dans la né«cessité d'interrompre le travail de l'appareil à plusieurs reprises «pendant la durée des chaleurs (1).»

Et dans un autre rapport du 25 mai 1831, on rappelle «les ef«forts qui ont été tentés pour clarifier le bouillon et lui enlever «l'apparence désagréable qu'il a dans l'écuelle des malades; que «l'écume produite par la dissolution gélatineuse est de telle na«ture qu'elle ne peut être saisie que par un tamis de soie, et que «les moyens employés par la chimie pour arriver à cette clarifi«cation n'ont pas obtenu un succès complet, quoique l'on eut «mis en usage ceux-là même qui avaient été indiqués par M. Dar«cet.»

Le rapporteur ajoute : «qu'il y a peu d'économie à espérer de «l'application de la Gélatine au régime des hospices, où les vieil«lards, presque tous valides, doivent recevoir la ration entière «de viande qui leur est assignée par le règlement.» Il estime enfin

---

(1) On s'est appuyé de la première phrase de ce rapport dans un Résumé de ce qui a été fait depuis deux ans pour améliorer le régime alimentaire des pauvres en y introduisant l'usage de la Gélatine des os par M. Darcet, lu le 28 avril 1832, à la séance générale de la Société des Etablissements charitables.

la mise de fonds pour en établir l'usage à Bicêtre « à 20,000 francs, « et la dépense annuelle à 10,265 francs, sans aucune compensa-« tion. »

Après avoir gardé le silence pendant quatre années, j'ai cru devoir, dans l'intérêt de la question et dans mon propre intérêt, rentrer dans la discussion; les nouveaux renseignements que je produis ne seront peut-être pas inutiles à la Commission, et je ne veux pas laisser croire, ainsi qu'on l'a avancé dans un rapport fait à la Société libre d'Emulation de Rouen, en 1831, que, *convaincu de la nullité de mes expériences, j'ai renoncé à prendre part à la lutte que j'ai si légèrement soulevée contre la Gélatine* (1).

Le travail que j'ai entrepris sur la Gélatine a eu principalement pour but, comme on le sait, de discuter les avantages et la convenance de l'emploi de cette substance dans le régime alimentaire des hôpitaux; c'est sous le point de vue physiologique et médical que j'ai envisagé la question, et non pas sous le rapport chimique. Je suis loin, encore une fois, de prétendre, ainsi qu'on me l'a fait dire, que la Gélatine ne soit douée d'aucune propriété nutritive, et qu'elle ne puisse être, avec tant d'autres, rangée parmi les substances assimilables. Je soutiens seulement qu'elle n'est pas aussi nourrissante qu'on l'avait avancé, qu'elle ne possède pas les qualités d'un bon aliment; que, de l'aveu même des médecins et des administrateurs qui ont examiné ses propriétés et son action dans les hôpitaux de Paris, son usage ne remplit pas le but qu'on s'était proposé; qu'il ne satisfait pas aux conditions d'une bonne alimentation pour les pauvres et les malades, qu'il est sujet à de nombreux inconvénients, et qu'enfin il n'offre pas même l'économie qu'on avait promise. D'autres personnes ont étudié la question sous le point de vue chimique, et sous ce rapport, le travail de M. Gannal me paraît offrir des idées nouvelles qui méritent de fixer l'attention. Quant aux expériences de MM. Edwards et Balzac, elles sont, comme on le sait, en opposition avec les miennes; la Commission devra en apprécier la valeur, et peser les conclusions que l'on en tire avec les faits avancés par les médecins de l'Hôtel-Dieu et les autres documents que j'ai rapportés.

---

(1) Voyez ce Rapport fait à la Société libre d'Emulation de Rouen, sur l'appareil établi à l'hospice général pour l'extraction de la Gélatine des os, par M. Girardin, professeur de chimie, etc., le 15 avril 1832. Il y est dit, page 15 : « Vous vous rappelez, sans doute, que M. Donné, jeune chimiste de Paris, avantageusement connu dans les sciences, a présenté à l'Institut, dans la séance du 6 juin 1831, un Mémoire sur l'emploi de la Gélatine, dans lequel il a élevé des doutes sur les propriétés nutritives de cette substance, en s'appuyant sur quelques expériences dont les résultats semblaient opposés à ceux des essais antérieurs. En examinant et discutant sérieusement ces expériences, il n'a pas été difficile de démontrer qu'elles n'ont aucune valeur, et il paraît que M. Donné en a été convaincu; car depuis son premier Mémoire, il n'a pris aucune part à la lutte qu'il avait si légèrement soulevée contre la Gélatine. »

Peut-être sera-t-on frappé de la considération que je signale en terminant, c'est que la Gélatine, après avoir été adoptée avec empressement par un grand nombre de philanthropes éclairés, après avoir été soutenue et défendue par une autorité puissante, par un nom scientifique d'une grande autorité, après avoir été accueillie avec faveur par plusieurs administrateurs qui n'ont reculé ni devant les expériences, ni devant les dépenses, qui ont mis de nombreux appareils et de grands établissements à la disposition d'un savant distingué, après tant et de si persévérants efforts, la Gélatine a été successivement repoussée de la plupart de nos hôpitaux, de la Charité, du Val-de-Grâce, de l'Hôtel-Dieu, de la Monnaie des médailles elle-même, de la Société Philanthropique, et que déjà plusieurs villes de province, qui avaient à grands frais monté des appareils, dont on espérait les plus beaux résultats, n'en veulent plus aujourd'hui, et ont déjà renoncé à son usage. Une bonne chose eût-elle dû périr ainsi sous de si faibles attaques?

Comme on a fait grand bruit des résultats avantageux obtenus des appareils à la Gélatine dans plusieurs villes de province, j'ai été bien aise de prendre quelques informations à cet égard, afin de les mettre sous les yeux de la Commission.

Voici les renseignements que j'ai reçus de Rouen, où l'on a fait en 1831, comme on l'a vu, un rapport si favorable sur l'emploi de la Gélatine.

«Rouen, le 28 avril 1833.

«1° L'appareil fonctionne toujours, mais le jour seulement.

«2° Les malades et même les individus valides n'aiment pas le bouillon préparé à la Gélatine; ils prétendent qu'ils ne le digèrent que difficilement, et ne se résignent à le prendre que sur le refus de tout autre.

«3° L'autorité militaire a réclamé le bouillon ordinaire pour les hommes qu'elle envoie à l'hospice.

«4° Pour l'hospice général, le bouillon à la Gélatine n'offre aucun moyen d'économie d'après l'assertion du directeur.

«5° Les médecins les plus famés de la ville sont anti-gélatinistes.»

On a aussi beaucoup parlé de l'appareil établi à Reims; cet appareil a fonctionné pendant deux hivers seulement, et il a cessé maintenant d'être mis en activité. On dit qu'on était satisfait des produits; mais néanmoins les pauvres ont fini par refuser les soupes à la Gélatine qu'on leur distribuait.

AL. DONNÉ.

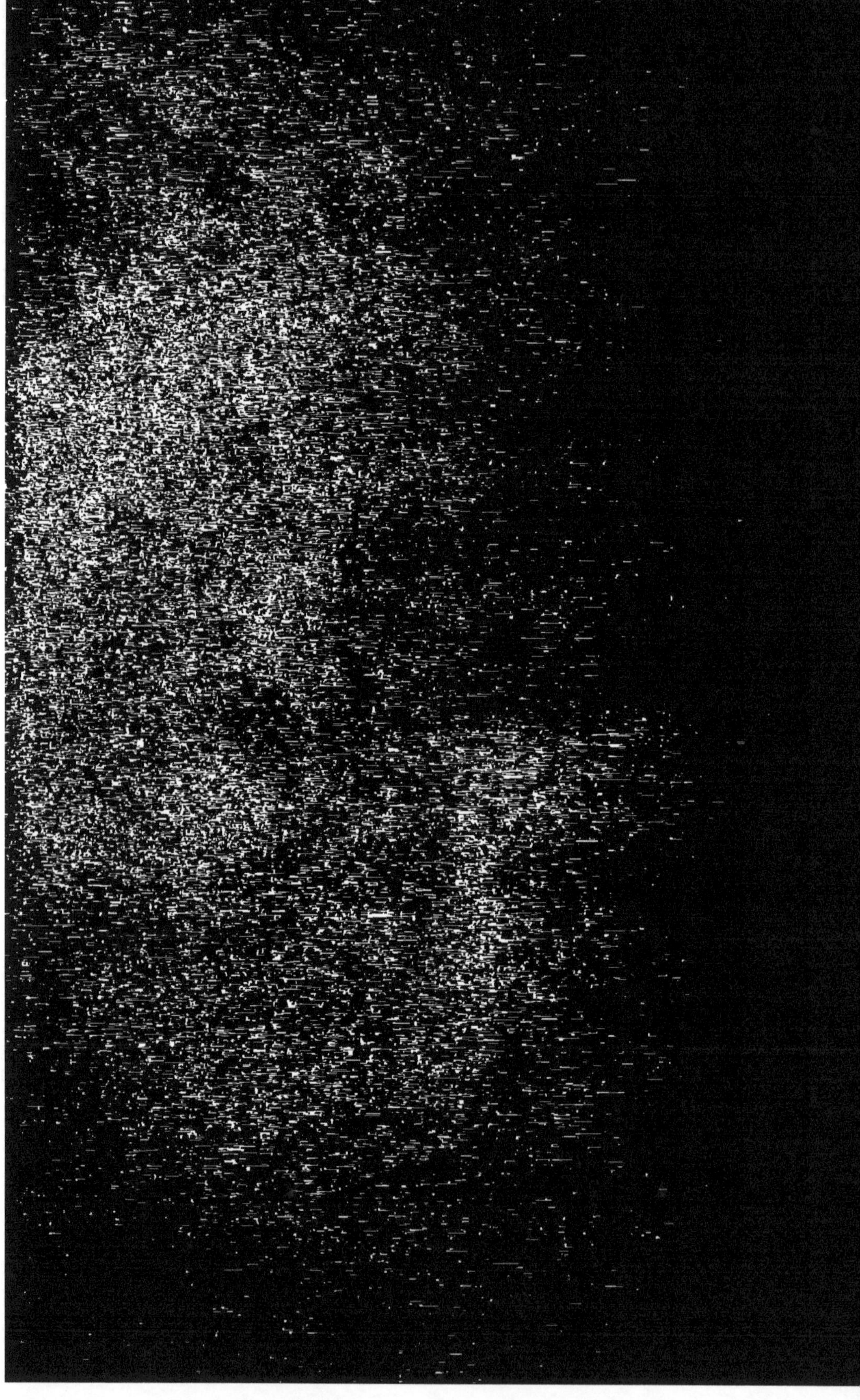

www.ingramcontent.com/pod-product-compliance
Ingram Content Group UK Ltd.
Pitfield, Milton Keynes, MK11 3LW, UK
UKHW012311240726
13966UKWH00005B/1805

9 782011 901040